Comment surmonter une dépression ?

par Aurélie Cosyns

50MINUTES.fr

Comment puis-je aider un proche dépressif ?

Une rechute est-elle inévitable ? Que puis-je faire pour m'en prémunir ?

POUR ALLER PLUS LOIN 35

COMMENT SURMONTER UNE DÉPRESSION ?

- **Problématique ?** Certains événements de la vie, des prédispositions biologiques ou encore un environnement trop stressant peuvent parfois entraîner un dérèglement dans notre corps, qui commence alors à montrer des signes de souffrance tant sur le plan physique que psychique.
- **Objectifs ?** Apprendre à reconnaître les symptômes de la dépression chez l'adulte, à s'entourer des bonnes personnes et à prendre le temps pour guérir.
- **FAQ ?**
  - Ces derniers temps, je n'ai plus goût à rien et je suis constamment épuisé. Est-ce que je souffre de dépression ?
  - Pourquoi la dépression affecte-t-elle plus souvent les femmes que les hommes ?
  - Les antidépresseurs ont souvent mauvaise réputation. Sont-ils sans danger ?
  - Que penser des traitements parallèles ?
  - Comment puis-je aider un proche dépressif ?
  - Une rechute est-elle inévitable ? Que puis-je faire pour m'en prémunir ?

Certains signes nous poussent à nous poser la question de la dépression : on se sent fatigué, coupé de toute sensation de plaisir, et parfois rien ne nous émeut tandis qu'à d'autres moments un sentiment de tristesse nous envahit. Alors que l'on souffre profondément, il n'est pas toujours évident de déterminer la raison de cette douleur psychique.

Depuis plusieurs mois, Céline se sent fatiguée. Pourtant, elle ne parvient pas à s'endormir le soir, et quand elle y arrive enfin, elle se réveille régulièrement et peine à retrouver le sommeil. Elle ne cesse de penser à son patron qui semble constamment derrière elle, à l'affût de la moindre erreur. Elle perd de plus en plus confiance en elle. Sa mémoire lui fait parfois défaut quand elle a de longues journées. Elle se sent épuisée rien qu'à l'idée d'aller travailler et elle resterait bien au lit pour ne pas avoir à affronter son quotidien. Son mari essaye de la soutenir, mais ce n'est pas suffisant. Elle se sent seule et incomprise. Elle pleure fréquemment. Elle voudrait parfois disparaître pour ne plus être un poids pour sa famille. Petit à petit, les amis se sont éloignés, car Céline n'a plus souhaité les voir... par manque d'énergie.

La dépression est encore bien souvent incomprise par la société, qui la confond régulièrement avec la déprime ou un alanguissement passager. Mais quel est donc ce mal qui vous ronge de l'intérieur et vous ôte toute notion de joie et de plaisir ? Existe-t-il une prédisposition à la dépression ? Sommes-nous tous égaux face à cette maladie ? Et surtout, est-il réellement possible de surmonter un trouble dépressif majeur ?

Si ces questions vous taraudent, ce livret vous en livrera les réponses. Apprenez à reconnaître les symptômes et les origines de la dépression, et découvrez, grâce à nos conseils, les démarches à entreprendre et les habitudes à adopter pour reprendre goût à la vie.

QU'EST-CE QUE LA DÉPRESSION ?

DÉPRIME OU DÉPRESSION ?

Les moments de cafard et de doute font partie de la vie : avoir de temps à autre des idées ne suffit donc pas pour être considéré comme dépressif. Il est d'ailleurs essentiel de distinguer la déprime, qui est un état temporaire, de la réelle dépression dont il est beaucoup plus difficile de sortir. L'être humain, au cours de son existence, traverse différentes périodes, en fonction de son âge, qui s'accompagnent de sentiments et d'émotions intenses et divers. Il est normal d'avoir des changements d'humeur au cours d'une même journée, signes d'un coup de déprime. Nous sommes toutefois bien loin du mal-être existentiel qu'on peut vivre dans la dépression.

Selon le DSM-IV – le *Manuel diagnostique et statistique des troubles mentaux* –, la dépression fait partie des troubles de l'humeur. Pour diagnostiquer cette pathologie, il faut que plusieurs symptômes spécifiques générant une souffrance importante soient perceptibles. Ceux-ci se manifestent le plus souvent par une tristesse inhabituelle et douloureuse ainsi qu'une perte d'intérêt pour les activités et les loisirs qui plaisaient habituellement. Ces symptômes doivent être présents :

- depuis au moins deux semaines ;
- presque chaque jour ;
- presque toute la journée.

Quand ce type de mal-être survient, l'on recherche souvent des causes à notre dépression, qu'elles soient externes (« ça vient de mes problèmes d'argent », « si j'étais en couple, ça irait mieux ») ou internes (« c'est parce que je suis nul », « je ne suis pas capable de réussir dans la vie »). On tente de donner un sens à ce qui nous arrive et les mêmes interrogations reviennent continuellement : pourquoi cela me tombe dessus ? Qu'est-ce que j'ai fait pour mériter cela ? Pourtant, l'origine de la dépression est à trouver dans plusieurs facteurs, qu'ils soient :

- **biologiques** (fonctionnement cérébral perturbé) ;
- **psychologiques** (estime de soi, séparation mal vécue durant l'enfance, mécanismes de défense psychologiques mis en place, croyances négatives erronées, etc.) ;
- **environnementaux** (stress permanent, présence ou absence de personnes de soutien, etc.).

LES DIFFÉRENTES FORMES DE DÉPRESSION

La dépression est un trouble de l'humeur dont les causes sont aussi variées que les formes. Celle-ci peut en effet être classée en plusieurs catégories en fonction de différents facteurs tels que :

- **la durée.** Si la pathologie dure plusieurs années, on parle de dépression chronique ;
- **la sévérité.** Plus on a de symptômes, plus on est fragilisé et notre vie est perturbée. Dans ce cas, la dépression est qualifiée de sévère ;
- **la période.** Selon les moments où les symptômes se déclenchent, il existe plusieurs types de dépression : la dépression saisonnière, qui arrive en hiver et disparaît au printemps ; la dépression post-partum, qui débute dans le mois qui suit l'accouchement ; ou encore la dépression suite à un deuil, quand les symptômes dépressifs sont toujours présents après deux mois et sont envahissants, etc.

Il existe également une forme particulière qui se caractérise par un épisode dépressif (ralentissement général) suivi ou précédé d'un épisode maniaque (période de surexcitation et d'euphorie) que l'on nomme trouble bipolaire. Ces changements d'humeur sont réguliers et paraissent souvent disproportionnés par rapport à l'événement qui l'a déclenché.

LES SYMPTÔMES À NE PAS NÉGLIGER

Il est parfois difficile de diagnostiquer une dépression tant les symptômes sont nombreux, variés et communs. Toutefois, un changement profond de votre état habituel, de vos réactions et de votre comportement peut vous alerter. Il se manifeste, entre autres, par :

- une tristesse anormale que rien n'apaise, un sentiment de fatalité sans cause apparente ;
- une perte d'intérêt et de plaisir pour les activités quotidiennes et pour vos passe-temps favoris ;
- un ralentissement général :
  - de la vie affective qui provoque un sentiment de désespoir, de l'anxiété, des crises de larmes incontrôlables et répétées, de l'hypersensibilité ou une anesthésie affective, ou encore le sentiment de ne pas être aimé, d'être inutile, d'être seul ;
  - du corps caractérisé par une fatigue permanente, des douleurs physiques (souvent des maux de dos ou de tête), une inexpressivité du visage, une altération de l'appétit, des difficultés dans les relations sexuelles ;
  - de la capacité intellectuelle marqué par des difficultés à réfléchir, à s'exprimer ou à se concentrer, un sentiment d'impuissance face à une tâche, un pessimisme permanent et des pensées suicidaires.

Rappelons-le, pour qu'il y ait dépression, les symptômes doivent se manifester pendant une période d'au moins deux semaines, presque tous les jours, et doivent se ressentir presque toute la journée.

TEST : SOUFFREZ-VOUS DE DÉPRESSION ?

Répondez à ces questions en toute sincérité.

- Avez-vous pris ou perdu du poids récemment sans le vouloir (au moins cinq kilos) ?
- Vous sentez-vous épuisé ou sans énergie ?
- Vous sentez-vous plus lent ou, au contraire, plus agité et nerveux que d'habitude ?
- Éprouvez-vous des difficultés à vous concentrer ?
- Vous sentez-vous inutile ou coupable ?
- Pensez-vous souvent à la mort, la vôtre ou celle de quelqu'un d'autre ?
- Êtes-vous victime de troubles du sommeil (manque ou excès de sommeil) ?
- Avez-vous perdu votre intérêt ou le plaisir pour des activités que vous trouviez habituellement plaisantes ?
- Êtes-vous fréquemment envahi par un profond sentiment de tristesse et/ou sujet à des crises de larmes répétées et incontrôlables ?

Si vous répondez par l'affirmative à au moins trois questions, ceci constitue un signal d'alerte qui doit vous encourager à en parler avec une personne de confiance. Sans cela, les symptômes que vous ressentez pourraient évoluer avec le temps vers une dépression.

Si vous répondez « oui » à au moins cinq questions, vous souffrez probablement d'une dépression. Il est impératif d'aller consulter un médecin ou de vous rendre dans un service d'urgence.

COMMENT S'EN SORTIR ?

Quand on souffre autant, il est parfois difficile de croire à une issue favorable. Il est vrai que cette maladie nous fait perdre confiance en nous et nous maintient dans une inertie et un désespoir permanent. Pourtant, avec le peu d'énergie qu'il nous reste, nous pouvons nous en sortir et voir la lumière au bout de ce tunnel si sombre.

PAR SOI-MÊME

La première chose à faire est d'exprimer votre souffrance à quelqu'un en qui vous avez confiance (un ami, un membre de la famille, un voisin, un collègue, un médecin). En effet, si une personne dépressive a tendance à penser que parler ne sert à rien et que personne ne peut l'aider, il a été démontré que l'entourage joue un rôle primordial dans le processus de guérison.

> « Quand j'ai réalisé un matin que je n'arrivais plus à sortir de mon lit et qu'il était devenu impossible pour moi de me rendre au travail, j'ai compris que j'étais malade. Mais malade de quoi ? Pas de rhume, pas de grippe. J'étais malade tout au fond de moi, comme blessée et vide à l'intérieur. J'ai pris mon courage à deux mains et j'ai téléphoné à ma mère. J'ai pleuré pendant une heure au téléphone. Je ne savais pas quoi lui dire. Elle est venue et m'a accompagnée chez le médecin. Elle m'a dit qu'elle ne me laisserait pas dans cet état-là. Ça m'a fait beaucoup de bien sur le moment. Et même si cet état a continué pendant plusieurs semaines, j'ai réussi à sortir de ce vide. C'est peut-être ce premier appel à l'aide qui m'a sauvée. Je n'étais plus seule. » (Sonia, 26 ans)

Réussir à accepter de l'aide alors que vous avez une mauvaise estime de vous et que vous avez tendance à culpabiliser d'être dans cet état-là est une étape difficile, mais responsable et adulte.

Il est important de reconnaître que vous allez mal, ainsi, votre entourage pourra agir en conséquence et comprendra mieux certaines de vos réactions.

Dès que vous avez repéré les signaux d'alerte, il faut donc agir au plus vite pour éviter que la maladie ne progresse ou ne s'aggrave.

Puisque la dépression a pour cause un ensemble de facteurs liés au fonctionnement global de la personne, il est important de mettre en place des activités qui ont une influence positive sur chacun d'entre eux.

Soigner les problèmes somatiques

Pour tenter de surmonter votre perte de vitalité, vous pouvez commencer par pratiquer une activité physique qui vous plaît, à votre niveau, et qui agit sur la respiration comme la natation, le vélo, la marche, etc. Il est important d'avoir des séances régulières, individuelles ou en groupe dans un centre sportif. Une fréquence d'au moins deux fois par semaine est conseillée.

Les séances de relaxation sont également très efficaces, pour autant qu'elles soient réalisées avec l'aide d'une personne compétente. Ces techniques de relaxation agissent sur les tensions des muscles et permettent de vider l'esprit de toute idée noire ou rumination. La sophrologie, par exemple, est idéale pour se recentrer et évacuer le stress quotidien, tout comme la musicothérapie ou le yoga.

Renseignez-vous avant d'entamer un cours, veillez à vous encadrer d'un professionnel et pratiquez régulièrement l'activité choisie afin d'en tirer tous les bienfaits.

> « Suite à une hospitalisation pour un infarctus du myocarde, je suis tombé en dépression. Je vivais en permanence dans le stress de refaire une attaque et de mourir. À la consultation de l'hôpital, l'équipe m'a proposé de faire de la gym pour retrouver une forme physique et pour maintenir mon cœur en bon état. J'ai eu beaucoup de mal à me rendre trois fois par semaine à ces séances, car je n'avais plus fait de sport depuis très longtemps. L'idée de me montrer devant d'autres hommes me gênait vu le poids que j'avais pris. J'ai pourtant bien fait d'y aller, car je me suis senti beaucoup mieux au bout de seulement deux semaines. J'ai petit à petit retrouvé mon corps et je me suis réconcilié avec lui. L'ambiance avec les autres membres du groupe était bonne et chacun pouvait faire ses exercices à son rythme. J'ai retrouvé confiance en moi et en mes capacités physiques. Aujourd'hui, je ne pourrais plus imaginer me laisser aller comme je l'ai fait dans le passé. » (Jean, 62 ans)

Essayez également d'avoir une alimentation saine et équilibrée, même s'il n'est pas évident de bien manger quand votre appétit est perturbé. En effet, quand vous êtes dépressif, soit vous mangez trop, soit vous mangez trop peu. Pourtant, les carences alimentaires peuvent jouer un rôle important dans la dépression, car elles pro-voquent des dommages sur votre organisme et peuvent entraîner d'autres troubles de la santé (alimentaires, digestifs, cardiaques, de la concentration, fatigue), alors qu'une alimentation variée et adaptée à vos besoins vous procurera vitalité et bien-être. Il est également indispensable de ne pas négliger certains points de base à si l'on veut prendre soin de sa santé : ne pas sauter de repas, manger à des heures régulières et s'hydrater suffisamment (au moins 1,5 litre d'eau par jour). Les aliments riches en fibres, en vitamines et minéraux (céréales complètes, fruits et légumes) ainsi que les aliments protéinés (viandes, poissons, produits laitiers, œufs, légumineuses) doivent être consommés quotidiennement en quantités appropriées pour qu'ils aient une réelle influence sur votre moral.

Réapprendre à s'ouvrir aux autres

Quand on souffre de dépression, il n'est pas rare de constater que le réseau social s'appauvrit et que cela a des effets néfastes sur le quotidien. Nouer de nouveaux contacts ou rétablir le lien avec des personnes que l'on a tenues à distance s'avère pourtant difficile.

Il est donc important que vous profitiez des jours où vous vous sentez un peu mieux pour développer votre sociabilité. Cela peut se faire chez vous en invitant des amis ou dehors en participant à des sorties collectives (artistiques, culturelles, fête de quartier, etc.). Ces petits échanges vous requinqueront, amélioreront votre confiance en vous et casseront l'isolement dont vous êtes prisonnier depuis trop longtemps.

Si vous êtes dans une période où la souffrance est trop intense pour aller vers les autres et que ces derniers ne sont plus en mesure de vous écouter, il faut absolument vous tourner vers une aide exté-rieure. Rendez-vous dans un service de santé mentale et demandez à voir un médecin-psychiatre ou un psychologue, ou inscrivez-vous dans un groupe de parole.

AVEC L'AIDE D'UN PROFESSIONNEL

Qui consulter ?

La seule personne habilitée à poser un diagnostic de dépression est votre médecin. Le généraliste est souvent en première ligne pour écouter les personnes qui souffrent de dépression. Il est en mesure de prescrire un traitement et de collaborer avec un confrère quand cela s'avère nécessaire (psychiatre, psychologue, kinésithérapeute, diététicienne, etc.).

Une fois le diagnostic posé, il faut vous assurer d'être pris en charge sur le plan psychologique. Il existe de nombreux professionnels qui se penchent sur la psychologie humaine et il est important de bien les distinguer pour choisir une personne compétente et à même de vous aider :

- **le psychiatre**. Ce spécialiste des pathologies mentales, comportementales et des dépendances est un médecin diplômé qui a suivi une formation complémentaire de quatre à cinq ans en psychiatrie. Pour traiter ses patients, le psychiatre a généralement recours à différentes méthodes thérapeutiques, dont le traitement médicamenteux ou la psychothérapie ;
- **le psychologue**. Il s'agit d'un professionnel de la santé mentale qui a suivi des études universitaires de psychologie. Certains ont également une formation en psychothérapie. Le psychologue travaille principalement à partir de l'écoute et a pour objectif de vous aider à exprimer votre mal-être en toute sécurité pour trouver, ensemble, une solution adaptée. Il n'est pas là pour vous juger, au contraire, il est bienveillant et empathique. Ces spécialistes travaillent soit dans un cabinet privé soit dans une structure sociale comme une prison, une entreprise ou encore une école ;

- **le psychanalyste**. Ce professionnel a suivi une formation générale et doit remplir trois conditions pour pouvoir exercer son métier : il doit avoir été lui-même psychanalysé ; il doit avoir étudié la théorie analytique et il doit être supervisé dans son travail par un autre psychanalyste. Il exerce son métier et aide ses patients en ayant recours aux méthodes propres à la psychanalyse. L'enfance, les émotions personnelles et le vécu du patient constituent la matière de base du travail du spécialiste, qui va s'en servir pour retracer un cheminement logique du comportement de la personne en face de lui ;

- **le psychothérapeute**. Le psychothérapeute est un professionnel de la santé qui a effectué une formation complémentaire en psychothérapie d'une durée de quatre ans dans l'un des quatre courants reconnus, à savoir la psychanalyse, la systémique, la théorie cognitivo-comportementale et la thérapie humaniste. Il doit en outre justifier d'une expérience professionnelle et de la réalisation d'un rapport ou d'un mémoire de fin de formation.

Tous ces spécialistes de la dépression exercent leur activité soit dans un cabinet privé, soit dans un service de santé mentale ou un centre de guidance. Il est aussi possible de prendre un rendez-vous à la consultation d'un hôpital ou d'une clinique.

Il est important d'être régulier dans sa psychothérapie. Le travail doit être accompli à deux, par le professionnel et par le patient, et il est dès lors impératif d'instaurer un climat de confiance propice à l'échange. Si ce n'est pas le cas, il vaut mieux changer et aller voir un autre praticien de la santé.

AVEC L'AIDE D'ANTIDÉPRESSEURS

Un contrat entre le médecin et son patient

Une fois le diagnostic de dépression posé, il est parfois nécessaire de suivre un traitement médicamenteux. La décision de recourir ou non à cette solution doit être discutée entre le patient et son médecin. Celui-ci devra proposer au malade une médication qui lui convient, et devra donc avoir bien pris connaissance du fonctionnement spécifique et de la santé de son patient avant de lui prescrire un quelconque traitement. Il s'agit en quelque sorte d'un contrat thérapeutique qui s'établit entre eux.

Selon la loi belge relative aux droits du patient, le médecin est tenu d'informer le malade sur :

- le choix de l'antidépresseur ;
- les effets secondaires qui pourraient se manifester ;
- les solutions pour contrer ou gérer ces effets indésirables.

Les antidépresseurs doivent être pris au plus vite, car la plupart d'entre eux n'agissent qu'au bout de deux à trois semaines. C'est pourquoi, quand on souffre de dépression, il est impératif de continuer le soutien psychothérapeutique en parallèle. Certains patients qui ignorent ce temps de latence avant de ressentir les bénéfices arrêtent leur traitement prématurément. Dans ce cas, les symptômes s'amplifient et la maladie reste bien présente.

Fonction et effets secondaires

Les antidépresseurs sont des médicaments qui agissent au niveau biologique sur certains composants du cerveau. Les plus utilisés aujourd'hui agissent sur la sérotonine. D'autres ont un effet tant sur la sérotonine que sur la noradrénaline, deux substances fabriquées par le cerveau et qui aident à la transmission des informations entre les neurones. Par cette action, les psychotropes aident les malades à se libérer de cette humeur dépressive et du ralentissement général dont ils souffrent. Il est toutefois indispensable de ne pas se reposer uniquement sur ce traitement médicamenteux, mais de tenter également de retrouver une meilleure hygiène de vie.

Si, avec le temps, les antidépresseurs sont devenus beaucoup plus supportables, ils peuvent néanmoins entraîner une série d'effets secondaires. Si c'est le cas, il est impératif d'en parler à son médecin, pour qu'il se charge d'adapter le traitement en diminuant la posologie ou en changeant de médicament.

Arrêt du traitement

Lorsque vous sentez la dépression s'éloigner petit à petit et que vous reprenez goût à la vie, il est temps de penser à l'arrêt de traitement. Il faut toutefois que vous en parliez avec votre médecin, qui mettra en place un plan pour arrêter progressivement votre médication.

GRÂCE AUX TRAITEMENTS PARALLÈLES

À l'heure actuelle, certaines personnes privilégient un mode de vie sain et préfèrent se soigner le plus naturellement possible. Il existe des traitements dits parallèles qui apportent un mieux-être corporel et psychique. Ceux-ci doivent cependant toujours intervenir en complément de l'avis médical reçu et être validés par votre médecin.

- **La luminothérapie ou photothérapie** vise à compenser la diminution de luminosité dans le cas de dépression saisonnière. Elle agit sur la sécrétion de mélatonine, l'hormone du sommeil qui diminue le matin et augmente le soir. Il n'est pas toujours possible de profiter de la lumière du jour pour certaines personnes (à mobilité réduite ou hospitalisées). Dès lors, pratiquer la luminothérapie à l'aide de lunettes ou de lampes spéciales le matin peut les aider à être plus éveillées en journée et favoriser l'endormissement le soir.
- **L'homéopathie** permet d'agir sur la santé à partir de substances végétales, animales, minérales ou chimiques, fortement diluées. Ces médicaments peuvent être trouvés en pharmacie à partir d'une prescription rédigée par un homéopathe qui y précise les indications et la posologie du produit. Aujourd'hui, aucune étude ne démontre l'efficacité réelle de l'homéopathie, pourtant, elle continue d'être utilisée par un grand nombre de personnes.
- **Les compléments alimentaires** sont reconnus pour leur efficacité sur l'humeur. En prévention ou durant la dépression, le magnésium, les omega-3 et le tryptophane (un acide aminé qui agit sur la sérotonine et donc sur la régulation de l'humeur) ont tous trois une action directe sur le moral et le sommeil, et permettent au cerveau de mieux fonctionner.
- **Les plantes** présentent certains bienfaits qui peuvent avoir un effet bénéfique sur le moral. Le millepertuis, la valériane et la passiflore sont, par exemple, des plantes aux vertus anxiolytiques ou sédatives, mais il est impératif de ne jamais en consommer sans avis médical, car le principe actif de ces plantes peut entrer en interaction avec celui d'autres médicaments comme les antidépresseurs, les contraceptifs oraux ou

antimigraineux. Évitez donc l'automédication et discutez avec votre médecin de votre souhait d'utiliser les plantes pour vous soigner. Il pourra mettre au point un traitement adéquat.

Dans tous les cas, il est conseillé de prendre contact avec un professionnel de la santé et de suivre rigoureusement ses conseils si vous désirez opter pour un traitement parallèle et de vous faire établir un plan nutritionnel par un diététicien agréé.

COMMENT AIDER UN PROCHE À SORTIR DE LA DÉPRESSION ?

Si vous observez un changement inhabituel de comportement ou de l'humeur chez un de vos proches et que cela dure depuis plusieurs semaines, il se peut qu'il souffre de dépression.

Si vous n'avez pas les compétences requises pour le soigner, vous pouvez néanmoins lui apporter votre aide et le soutenir de différentes façons :

- encouragez-le à se rendre chez un médecin. Proposez-lui de l'y accompagner s'il en éprouve le besoin. S'il refuse et que vous sentez qu'il est en souffrance, exprimez-lui vos craintes et les symptômes qui vous inquiètent ;
- évitez de lui donner des conseils du type « si j'étais toi, je ferais », « ne te laisse pas aller », « bouge-toi » ou encore « fais du sport, ça ira mieux ». Ils pourraient avoir pour effet de raviver chez lui un sentiment de culpabilité et d'impuissance ;
- restez à l'écoute, rassurez-le, montrez-lui qu'il n'est pas seul et qu'il peut compter sur vous ;
- valorisez les efforts fournis, aussi petits soient-ils, et restez ouvert à la discussion ;
- aidez-le dans les activités du quotidien sans l'infantiliser ;
- en cas d'urgence (risque suicidaire, danger pour lui-même ou pour autrui), appelez un médecin ou un service d'urgence et veillez à bien expliquer les symptômes alarmants.

Il est très difficile de s'occuper d'un proche dépressif, car il peut devenir agressif dans ses propos, ressasser les mêmes pensées négatives et se montrer peu reconnaissant de votre soutien. Il faut pourtant garder à l'esprit qu'il est malade et qu'il a besoin de soins et d'attention. Ce n'est que lorsque les symptômes s'atténueront qu'il sera en mesure de prendre le recul nécessaire pour comprendre la situation et reconnaître le rôle capital que vous avez joué dans sa guérison.

Cela ne veut toutefois pas dire qu'il faut tout accepter. Vous devez rester ferme et juste avec vous-même. Si vous vous sentez dépassé, n'oubliez pas que le corps médical est spécialisé dans l'accompagnement de personnes atteintes de dépression. Il faut donc agir ensemble et avec la personne souffrante. Une bonne et juste distance est nécessaire pour maintenir le soutien sur plusieurs semaines voire plusieurs mois.

ATTENTION !

Si vous sentez que votre proche vous entraîne dans son humeur dépressive, soyez vigilant. Restez auprès de lui, mais demandez de l'aide autour de vous et ne portez pas le poids de sa dépression sur vos seules épaules. Vous pourriez sombrer à votre tour !

COMMENT SE PROTÉGER D'UNE RECHUTE ?

MAINTENIR UNE BONNE HYGIÈNE DE VIE

Un mode de vie sain et respectueux de vous-même est indispensable pour maintenir forme et santé.

De nombreuses activités, d'intérieur ou d'extérieur, s'offrent à vous pour éviter de rester sédentaire et pour vous aider à maintenir votre corps en bonne santé. Qu'il s'agisse de relaxation sur un tapis ou de promenades en forêt, toute activité physique est bonne tant qu'elle est pratiquée régulièrement et avec envie. N'hésitez pas à vous faire suivre par un coach ou un kinésithérapeute qui vous aideront à fixer des objectifs personnalisés. Vous pouvez également pratiquer un sport avec des amis, cela vous aidera à maintenir un réseau social et vous évitera de retomber dans la solitude.

L'alimentation joue un rôle important et doit être source de plaisir. Si vous sentez à nouveau un déséquilibre se produire en vous, prenez contact avec un diététicien ou un nutritionniste. Et pourquoi ne pas inviter un ami aux talents culinaires hors pair pour qu'il vous apprenne des recettes faciles à reproduire ou lui proposez votre aide ? Mettre la main à la pâte permet de bien connaître les aliments que vous mangez et de visualiser les quantités. Et puis, faire la cuisine en groupe est une activité amusante et enrichissante pour tous.

Enfin, gardez à l'esprit qu'un bon cycle de sommeil vous permettra de disposer de toute l'énergie nécessaire pour aborder votre journée dans les meilleures conditions. Essayez donc d'aller dormir et de vous lever à heures régulières pour structurer votre journée.

CHANGER SON POINT DE VUE

Une fois sorti d'une dépression, ce qui est certain, c'est qu'on n'a plus jamais envie d'y retomber ! Il est dès lors indispensable de rester vigilant et attentif à ses émotions, ses comportements et ses pensées afin de continuer à ressentir pleinement le bien-être.

Petit à petit, le travail retrouve sa place dans votre vie, les activités reprennent et les sorties entre amis sont remises à l'ordre du jour. S'il est encore difficile pour vous de revenir dans des lieux que vous aviez bannis de votre quotidien, recentrez-vous sur les faits plutôt que sur leur appréciation négative. Cungi et Ivan-Druon Note, tous deux médecins psychiatres, proposent dans leur ouvrage *Faire face à la dépression*, un petit exercice simple et efficace appelé l'échelle maîtrise/plaisir.

Sophia, 45 ans, sort d'une dépression. Elle répond à l'exercice.

Tableau exercice l'échelle maîtrise/plaisir

	Faire ma toilette		Boire un café avec ma collègue		Aller chercher les enfants à l'école	
	Inefficacité	Inconfort	Inefficacité	Inconfort	Inefficacité	Inconfort
0						
1						
2						
3		x				
4						
5						
6						
7			x			
8					x	
9				x		x
10	x					
	Maîtrise	Plaisir	Maîtrise	Plaisir	Maîtrise	Plaisir

L'exercice montre que Sophia évalue positivement les activités pratiquées avec d'autres personnes tant au niveau du plaisir que de la maîtrise. En revanche, alors qu'elle fait sa toilette sans difficulté, elle éprouve peu de plaisir à la réaliser.

Inscrire son ressenti dans un tableau permet d'être attentif à ses émotions dans les activités du quotidien. Plutôt que de ne retenir que le négatif, tendance caractéristique des personnes dépressives, on mémorise ce qui est source de plaisir et de satisfaction personnelle. Cette technique doit être utilisée régulièrement pour montrer son efficacité.

Alors que la vie semble aller mieux, nous éprouvons de temps en temps des émotions négatives. Il faut pouvoir les laisser venir et les accepter. En prendre conscience, c'est déjà prendre du recul. Elles ne sont pas systématiquement néfastes, il faut juste être vigilant et ne pas les laisser nous submerger. Une émotion prend toujours fin à un moment ou à un autre, contrairement aux pensées qui peuvent être sans limites. L'individu est conditionné par toutes ses expériences passées, ses valeurs et ses règles qu'il rassemble en une structure absolue qu'il suit au cours de sa vie ; c'est ce qu'on appelle un schéma. Certains peuvent devenir dépressogènes, car ils sont trop stricts et exigeants pour la personne et entraînent toute une série de pensées négatives. Pour sortir de ce schéma, il faut changer son négativisme en positivisme. Ces techniques qui agissent sur la restructuration cognitive ont l'avantage de pouvoir rendre la personne autonome par rapport à ses propres fonctionnements.

Dans le même esprit, la thérapie systémique aide le patient à prendre du recul par rapport à ses difficultés en proposant d'agir sur la personne dans son contexte. Salvador Minuchin, psychiatre et systémicien argentin, fait allusion au célèbre conte de Lewis Carroll (1832-1898), *Alice au pays des merveilles,* pour expliquer l'un des principes fondamentaux de cette approche systémique. Il explique ainsi qu'il ne suffit pas de changer Alice, mais qu'il est également nécessaire de modifier son environnement, car ce n'est qu'à cet instant que la jeune fille ressent un vrai changement en elle. Cette théorie vise donc à expliquer que c'est un ensemble d'éléments qu'il faut modifier pour que la personne puisse en ressentir les bienfaits et voir ses symptômes disparaître. C'est une dynamique relationnelle et de communication qui apportera le véritable changement.

REPÉRER LES SITUATIONS À RISQUE

Pour éviter de sombrer une nouvelle fois dans la dépression, il est impératif de savoir repérer les situations qui pourraient provoquer une rechute. Le plus souvent, il s'agit de circonstances anxiogènes propres à chacun ou à forte charge émotionnelle telles que :

- une récente maternité ou paternité ;
- un déménagement ;
- une perte d'emploi ;
- un divorce ;
- un stress chronique non pris en charge ;
- un décès dans l'entourage ;
- etc.

Dans ces cas particuliers, il est normal d'éprouver des émotions négatives. Pour prévenir un nouvel épisode dépressif, il faut réussir à donner un sens à ces ressentis. Vous pouvez, par exemple, imaginer le scénario d'une rechute (situation, émotions, pensées négatives, comportements). Cela vous permettra de neutraliser vos craintes et vos idées préconçues, mais aussi de prendre du recul sur la situation. Libre à vous de changer également la fin du scénario. Vous n'êtes plus uniquement acteur, mais aussi metteur en scène de votre histoire !

Dans le cas d'une séparation ou d'un choc émotionnel, surtout, ne restez pas seul. Parlez-en avec vos proches et vos amis, il est parfois rassurant de constater que votre entourage est également passé par des périodes très compliquées et qu'il a trouvé le moyen de s'en sortir. Chacun aborde les difficultés de la vie différemment, mais le partage des émotions et éventuellement des solutions est toujours rassurant et bénéfique.

Sortir de la dépression est donc une victoire dont il faut se féliciter ! Bien sûr, il y a eu la présence des amis, de la famille, du psychologue et du médecin, mais l'amélioration et le changement ne peuvent exister qu'en vous. Se dire « je suis le moteur de mon changement et de ma réussite » est donc très important.

FAQ

CES DERNIERS TEMPS, JE N'AI PLUS GOÛT À RIEN ET JE SUIS CONSTAMMENT ÉPUISÉ. EST-CE QUE JE SOUFFRE DE DÉPRESSION ?

Pas nécessairement. La dépression est un trouble de l'humeur très sérieux qui se caractérise par la présence de plusieurs symptômes particuliers qui se prolongent dans le temps et qui se manifestent presque sans interruption.

Il est tout à fait normal de se sentir parfois morose, déprimé ou sans énergie. De nombreuses raisons peuvent expliquer ce sentiment et il est donc important dans un premier temps de réfléchir à votre situation et aux événements récents de votre vie qui pourraient expliquer ce mal-être (un deuil, une rupture difficile, la perte de votre emploi, etc.).

Toutefois, si cet état de tristesse permanente subsiste au-delà de deux semaines et que vous observez un changement radical dans votre comportement quotidien (ralentissement général, humeur dépressive, insomnies, difficultés à réfléchir, à vous concentrer, perte d'appétit, etc.) ainsi qu'une perte d'intérêt et de plaisir pour des activités que vous appréciez, il est indispensable de consulter un spécialiste.

POURQUOI LA DÉPRESSION AFFECTE-T-ELLE PLUS SOUVENT LES FEMMES QUE LES HOMMES ?

Les femmes seraient deux fois plus touchées par la dépression que les hommes. Les scientifiques étudient de près la question et avancent des facteurs aussi bien biologiques que psychosociaux ou hormonaux pour expliquer ce taux plus élevé. Ainsi, les hormones affectent la chimie du cerveau, et influencent donc l'humeur. Les femmes étant plus souvent sujettes à ces changements hormonaux (puberté, cycle menstruel, grossesse, ménopause), ce facteur pourrait en partie justifier cette présence accrue de la maladie chez la gent féminine.

Mais au-delà de ces explications d'ordre physiologique, il en existe également certaines liées à l'environnement socio-économique et familial. De fait, dans la société actuelle, les femmes doivent jongler avec toujours plus d'obligations, endosser le rôle de mère et d'épouse tout en menant leur carrière professionnelle, et sont tenues de faire constamment leurs preuves pour se faire une place dans un environnement où l'homme et la femme ne sont pas encore tout à fait égaux.

Enfin, notons également que cette tendance plus élevée peut également s'expliquer par le fait que les femmes vont plus régulièrement chez leurs médecins et se confient davantage sur leurs symptômes, permettant ainsi un diagnostic plus fréquent.

LES ANTIDÉPRESSEURS ONT SOUVENT MAUVAISE RÉPUTATION. SONT-ILS SANS DANGER ?

Aucun médicament n'est sans danger, mais si dans le passé les antidépresseurs comportaient de nombreux effets secondaires, ceux-ci se sont largement atténués avec le temps et ce type de médicaments est aujourd'hui généralement bien toléré par les patients. Si vous deviez cependant ressentir des effets indésirables liés à la prise d'antidépresseurs qui se prolongent au-delà d'une semaine – votre organisme doit s'habituer à ces substances –, n'hésitez pas à consulter votre médecin. Celui-ci ajustera la posologie ou vous proposera un autre médicament.

Ne faites jamais d'automédication en reprenant, par exemple, les antidépresseurs d'un proche ou d'un ami, car il est fort probable qu'ils ne soient pas adaptés à votre situation médicale bien spécifique. Le traitement médicamenteux doit toujours se faire en parallèle d'une thérapie et vous avoir été prescrit par un médecin compétent après un diagnostic précis. N'oubliez pas qu'il est recommandé de ne pas arrêter brusquement son traitement et de demander conseil à son médecin pour établir un programme permettant l'arrêt progressif de la médication.

QUE PENSER DES TRAITEMENTS PARALLÈLES ?

Les traitements parallèles sont de plus en plus nombreux afin de répondre à un besoin d'une partie de la population qui souhaite revenir à des solutions et des médications plus naturelles. Parmi les plus connus, on citera notamment la luminothérapie, particulièrement efficace pour contrer les effets de la dépression saisonnière, ou encore l'utilisation de plantes dans l'alimentation quotidienne, telles que la valériane ou la passiflore, reconnues pour leurs vertus anxiolytiques et sédatives. Mais si ces médications naturelles comportent des bienfaits non négligeables, il serait naïf, voire dangereux, de conclure qu'elles peuvent guérir une dépression à elles seules.

L'idéal est donc de les utiliser en complément d'un traitement psychologique et médicamenteux et de consulter votre médecin ou votre pharmacien afin de vous assurer qu'ils n'entreront pas en interaction avec vos antidépresseurs.

COMMENT PUIS-JE AIDER UN PROCHE DÉPRESSIF ?

Il n'est pas toujours facile d'aider une personne dépressive, car sa détresse peut rapidement vous affecter si vous vous trouvez vous-même dans une période difficile. De plus, vous pouvez vous retrouver désœuvré face à tant de tristesse et d'apathie. Assurez-vous dans un premier temps d'être en mesure psychologiquement et émotionnel-lement de lui apporter votre aide, au risque d'empirer son état et de plonger vous-même dans un état dépressif.

Avant toute chose, encouragez-le à se rendre chez un médecin pour que ce dernier puisse poser un diagnostic sur son mal-être, mais ne le forcez pas ; la démarche doit être personnelle. N'hésitez pas à lui exprimer votre inquiétude et les symptômes qui vous alertent dans son comportement, car il n'en a peut-être pas conscience. Il est indispensable de ne pas donner de conseils génériques ou de faux encouragements qui ne feraient qu'intensifier son sentiment de culpabilité et d'impuissance. Évitez donc les « si j'étais toi, je ferais » et les « ce n'est qu'une question de volonté ». Essayez de l'inclure le plus souvent possible dans vos activités quotidiennes afin qu'il ne s'isole pas du monde et reste actif. Durant ces moments de partage, engagez le dialogue et restez à l'écoute ; montrez-lui qu'il peut vous faire confiance et compter sur vous.

Si vous estimez la situation critique et que votre proche présente un risque suicidaire ou un danger pour autrui, contactez immédiate-ment un service d'urgence ou son médecin et expliquez clairement les signes qui vous alarment.

UNE RECHUTE EST-ELLE INÉVITABLE ? QUE PUIS-JE FAIRE POUR M'EN PRÉMUNIR ?

S'il est vrai qu'une rechute est possible pour les personnes ayant souffert d'un premier épisode dépressif, elle n'est pas inéluctable. Adopter des habitudes saines au quotidien et modifier certains comportements sont déjà une solution efficace pour limiter les risques de rechute.

Dans un premier temps, il est indispensable de maintenir une bonne hygiène de vie et de respecter certaines règles : évitez tant que possible l'alcool et le tabac ; mangez équilibré ; pratiquez une activité sportive ; allez dormir et levez-vous à heures régulières ; sortez prendre l'air fréquemment, etc. Votre environnement joue également un rôle dans votre guérison ou votre rechute. Ne vous entourez pas de personnes négatives ou qui présentent elles-mêmes des symptômes dépressifs, vous n'êtes pas encore suffisamment fort pour leur apporter votre aide. À la place, passez autant de temps que possible avec les gens que vous aimez et qui vous font du bien ; leur positivité sera vite contagieuse. Malgré ces quelques précautions, il est normal que vous vous retrouviez confronté à des situations anxiogènes ou stressantes. Apprenez à les reconnaître et à prendre du recul. Observez la situation de l'extérieur et tentez d'y déceler des éléments positifs. Soyez indulgent avec vous-même et gardez à l'esprit le long chemin que vous avez déjà si bien parcouru.

POUR ALLER PLUS LOIN

SOURCES BIBLIOGRAPHIQUES

* AMERICAN PSYCHIATRIC ASSOCIATION, *DSM-IV-TR : Manuel diagnostique et statistique des troubles mentaux*, Paris, Masson, 2004.
* « Antidépresseur », in Larousse.fr, consulté le 28 octobre 2015. http://www.larousse.fr/encyclopedie/medical/antid%C3%A9presseur/11240
* CUNGI (Charly) et NOTE (Ivan-Druon), *Faire face à la dépression*, Paris, Retz, 2004.
* ELKAÏM (Mony), *Comprendre et traiter la souffrance psychique*, Paris, Éditions du Seuil, 2007. http://www.larousse.fr/encyclopedie/medical/antid%C3%A9presseur/11240 http://www.who.int/mediacentre/factsheets/fs369/fr/
* INSTITUT NATIONAL DE PRÉVENTION ET D'ÉDUCATION POUR LA SANTÉ, *La dépression chez l'adulte. En savoir plus pour s'en sortir. Repérer les symptômes, connaître les traitements, savoir à qui s'adresser*, France, INPES, 2007.
* « La loi relative aux professions de la santé : la pratique de la psychothérapie », in *Fédération belge des psychologues*, consulté le 7 décembre 2015. https://www.bfp-fbp.be/fr/la-loi-relative-aux-professions-de-la-sante-la-pratique-de-la-psychotherapie
* ORGANISATION MONDIALE DE LA SANTÉ, « La dépression. Aide-mémoire n° 369 », in *Who.int*, consulté le 5 septembre 2015.
* SOUERY (Daniel) et MENDLEWICZ (Julien), « Troubles de l'humeur, la dépression », in *Comprendre et traiter la souffrance psychique*, Paris, Éditions du Seuil, 2007.

SOURCES COMPLÉMENTAIRES

- Copeland (Marie Ellen), *Apprivoiser sa dépression au quotidien : un guide pour faire face aux troubles de l'humeur*, Paris, InterÉditions, 2006.
- Hovaguimian (Théodore) et Barraud (Philippe), *La dépression masculine. Comprendre et faire face*, Genève, Médecine & Hygiène, 2013.
- Leader (Darian), *Au-delà de la dépression*, Paris, Payot, 2010.
- Mirabel-Sarron (Christine), *La dépression, comment en sortir*, Paris, Odile Jacob, 2002.
- Nabati (Moussa), *La dépression, une épreuve pour grandir ?*, Paris, Librairies Arthème Fayard, 2005.

Éditeur responsable : Lemaitre Publishing
Avenue de la Couronne 382 | B-1050 Bruxelles
info@lemaitre-editions.com

ISBN ebook : 978-2-8062-6743-6
ISBN papier : 978-2-8062-6744-3
Dépôt légal : D/2016/12603/95
Photo de couverture : © Antonioguillem – Fotolia.com.